## Répulsifs fait maison

# Le Guide ultime : 40 naturels fait maison les insectifuges pour les moustiques, les fourmis, les mouches, les cafards et les parasites courants

# Le Guide ultime : 40 naturels faits maison d'insectifuges

## Table des matières

# Le Guide ultime : 40 naturels faits maison d'insectifuges

# Le Guide ultime : 40 naturels faits maison d'insectifuges

# Introduction

Heure d'été souvent présage le début de la saison de bogue. La peine commence par un bourdonnement incessant et de mordre par les moustiques. Vous allez aussi voir l'effrayant insectes rampants comme les cafards et les fourmis. Cafards entraîner la contamination des aliments, des ustensiles de cuisine et des surfaces sur lesquelles ils rampent. Il y a les insectes piqueurs comme les abeilles et les guêpes qui peuvent déclencher une réaction allergique grave.

Insectes ravageurs sont souvent une partie familière de la maison et seront trouveront sous le tapis, dans les crevasses et fissures, dans un placard et presque partout dans la maison. Les insectes seront en quête de logement, de nourriture et de chaleur même dans la maison. Ces

# Le Guide ultime : 40 naturels faits maison d'insectifuges

parasites peuvent s'avérer une grande nuisance à la maison. Ils peuvent causer des maladies telles que l'intoxication alimentaire, virus du Nil occidental, le paludisme, les éruptions cutanées, entre autres maladies.

Pour lutter contre les ravageurs, la première intervention a à voir avec les invitant ne pas dans la maison. La maison doit être maintenu propre. Garder les aliments entreposés dans des contenants et essuyer loin d'autres produits alimentaires renversé.

Cependant, même avec les meilleurs efforts pour garder la maison propre, les insectes trouvera toujours un moyen dans la maison. Les moyens classiques de se débarrasser des insectes parasites consiste à utiliser des insecticides et insectifuges qui sont rapides et efficaces. Les substances chimiques contenues dans ces produits peuvent être dangereux et persistants dans l'environnement immédiat de la maison.

La sécurité est importante. Vous souhaitez vous débarrasser de ces parasites et pour atteindre l'objectif de la manière la plus sûre possible. Les rapports de consommation indiquent que seulement 23 % des insectifuges et insecticides sur le marché sont sécuritaires pour les enfants.

Produits naturels et faits maison sont le pari le plus sûr en faisant disparaître les insectes envahisseurs. Elles peuvent être faites à la maison à une fraction du coût de certains des produits conventionnels. Les ingrédients comprennent les Articles communs de cuisson et les herbes qui contiennent des propriétés insectes repoussant.

Les produits faits maison sont tout aussi efficaces et peuvent être utilisés dans la maison et quand en plein air, camping et randonnée. Vous les trouverez très pratique surtout si vous n'êtes pas un fan des produits chimiques toxiques.

## Chapitre premier :

## Pourquoi aller tout à fait naturelle

L'utilisation traditionnelle de répulsifs végétale remonte à plusieurs générations retour. Les répulsifs d'usine ont été utilisés pour protéger les gens contre les piqûres d'insectes et hôte cherchant des parasites.

La découverte de nouveaux répulsifs à base de plantes est très tributaire de l'ethnobotanique. Des études ont été menées au cours des années et ont agi comme une ressource précieuse. Les études ethnobotaniques ont informé le développement de nouveaux produits naturels ou faits maison.

# Le Guide ultime : 40 naturels faits maison d'insectifuges

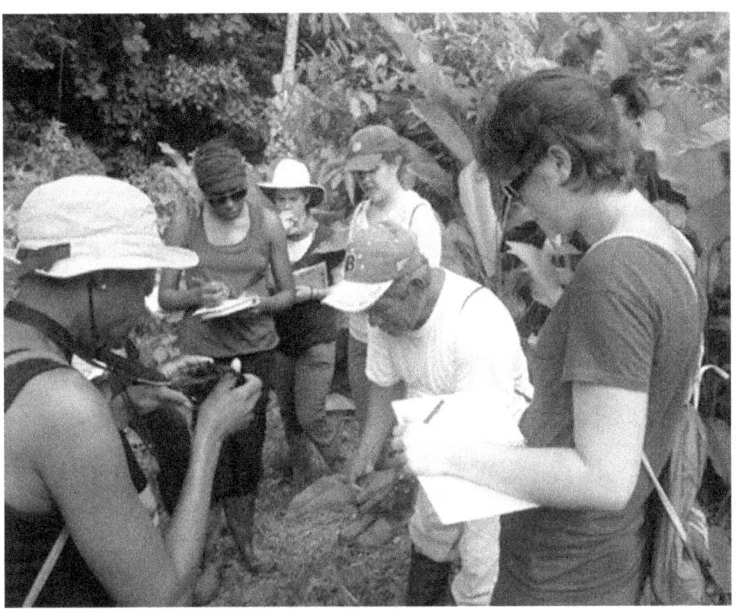

*Fig : Études ethnobotaniques ont aidé à identifier des plantes ayant des propriétés insectifuges. Avec la permission d'itec-edu.org*

L'ethnobotanique est la recherche ciblée de plantes médicinales à travers des entretiens approfondis avec des informateurs clés bien informés dans le folklore et la médecine traditionnelle. Ces études sont réalisées au moyen d'enquêtes à l'aide d'entrevues structurées, combinés avec la collection de spécimens végétaux afin d'évaluer l'utilisation des plantes par les ethnies autochtones. Important de questions dans les enquêtes portent sur l'utilisation de la plante, l'abondance et source.

# Le Guide ultime : 40 naturels faits maison d'insectifuges

Une deuxième façon d'essais de plantes répulsives est par un processus appelé bio-prospection dans lequel les plantes sont systématiquement examinées pour un mode particulier d'action. Le processus est un coûteux et du travail intensif. Cependant, le dépistage de masse des plantes était comment PMD (diol de 3-8, para-méthane) a été découvert dans les années 1960. PMD est un répulsif efficace et disponible dans le commerce.

Les huiles essentielles de ces plantes se protéger de l'usine de manger des insectes. Les huiles essentielles se répartissent en différentes catégories comme les toxines, régulateurs de croissance, répulsifs et dissuasion alimentation.

Progrès technologiques ont fait en sorte que les gens peuvent aller naturels sans aucun changement dans l'efficacité. La technologie a fait en sorte qu'il est effectivement possible de formuler des produits puissants à partir d'ingrédients naturels.

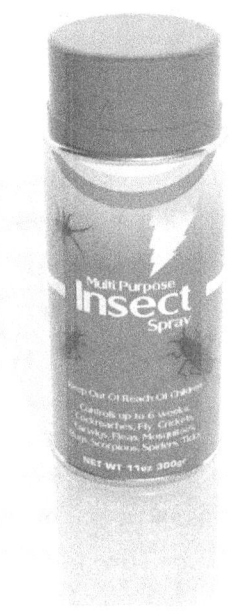

*Fig : Insecticide Commercial a été associée à des effets nocifs sur la santé*

Commerciales produits contenant des ingrédients à base de plantes ont une popularité croissante auprès des consommateurs. Même si elles sont généralement perçues comme sûrs, c'est parfois une idée fausse. Les produits naturels peuvent surpasser les insecticides synthétiques conventionnels tout en restant sans danger pour les êtres humains et l'environnement.

Actuellement, de nombreuses études ont suivi aux directives qui pesticides Evaluation Scheme standard pour tester les répulsif. On a besoin pour poursuivre ses études afin de mieux évaluer les composés répulsifs et développer de nouveaux produits qui offrent haute résistance ainsi que la sécurité de bien de consommation normalisées.

La santé est un facteur important, en fait, c'est la plus grande considération en allant pour insecticides naturels ou insectifuges naturels. Unsafe n'est pas une contrepartie donnée aux aliments et cosmétiques, il a été étendu à d'autres produits utilisés au sein de la maison aussi bien.

Il y a eu une transition progressive vers l'utilisation de produits insecticides naturels ou biologiques plutôt que des produits avec les toxines nocives et ingrédients. Les ingrédients naturels utilisés dans ces produits sont dans leur forme la plus pure. Aucun produits chimiques nocifs qui pourraient nuire aux gens et à leur environnement immédiat. Le produit naturel se dégradera rapidement sans laisser de traces ou sous-produits qui s'accumulent dans les systèmes biologiques.

Produits naturels ne nuisent pas à l'écosystème. Pensez à des produits chimiques synthétiques comme le plastique déposé dans une décharge. Le plastique ne disparaîtra jamais. Voilà comment synthétiques produits chimiques s'accumulent dans l'écosystème sans s'en aller. Poursuite de l'utilisation des insecticides et insectifuges synthétiques simplement amplifie le problème. L'accumulation de la chimique DEET (N, N-diéthyl-méta-toluamide) dans des corps humains et dans l'écosystème a été associée à la nervosité, maux de tête, convulsions, nausées et même la mort. Des études ont montré que les êtres humains absorbent autant que 56 % de DEET appliqué pour repousser d'exterminer les insectes nuisibles. Produits naturels offrent une option sûre qui ne s'accumulent et conduire aux conditions susmentionnées.

## Chapitre deux :

## 40 BRICOLAGE maison d'insectifuges

Le beau temps associé à l'été est également livré avec un côté méchant. Le côté méchant est caractérisé par des bogues et crawlers embêtants. Vous pouvez vous protéger de la vue méchante de bogues, les démangeaisons piqûres et le risque de maladie en utilisant des alternatives naturelles. Ne parviennent pas à pour les insecticides synthétiques sur le marché local et insectifuges.

Les propriétés répulsives du matériel végétal ont été exploitées à travers les différentes civilisations de l'homme. Le moyen plus simple dans lequel ces plantes ont été utilisées est suspendu meurtri de plantes dans les maisons pour exploiter leurs propriétés protectrices. Cette pratique est encore courante encore aujourd'hui à travers le monde.

Une autre forme d'utilisation est comme fumigant en brûlant les plantes pour conduire les insectes nuisibles à l'extérieur comme les mouches et les moustiques. Des usages plus récents des plantes est dans la formulation des huiles appliqué sur la peau ou les vêtements. Répulsifs à base de plantes sont encore largement utilisés et sont préférables car les plantes sont perçues comme un moyen sûr et fiable de prévenir les piqûres d'insectes.

Insectifuges naturels reposent majorly d'ingrédients dérivés de plantes. Les plantes ont été la source des huiles essentielles. Les huiles essentielles trouvent une application étendue à tous. Les plantes produisent les huiles essentielles pour éloigner les insectes nuisibles, pour attirer les insectes bénéfiques qui pollinisent, pour protéger les plantes contre champignons et bactéries nocives et pour aider les plantes à résister aux conditions climatiques extrêmes.

L'extraction des huiles essentielles de plantes a aidé à transférer leur utilité à des paramètres différents. Une des applications utiles les huiles est de repousser les insectes à la maison et même avec l'application sur le corps. Les huiles essentielles sont généralement dilués avec sécurité diluants tels que l'hamamélis, transporteur de pétrole ou même l'alcool.

Explorons les alternatives disponibles pour les personnes qui décident d'aller la route biologiques ou naturels. Ce sont des remèdes naturels qui aideront efficacement pour éloigner les insectes.

1. **citronnelle** est l'une des huiles essentielles plus couramment utilisés pour protéger les gens contre les piqûres de moustiques. La plante va par le nom botanique Cymbopogon nardus et donc les gens peuvent être à l'affût pour le nom. L'huile de citronnelle ne doit pas être mélangé avec aucun additif chimique.

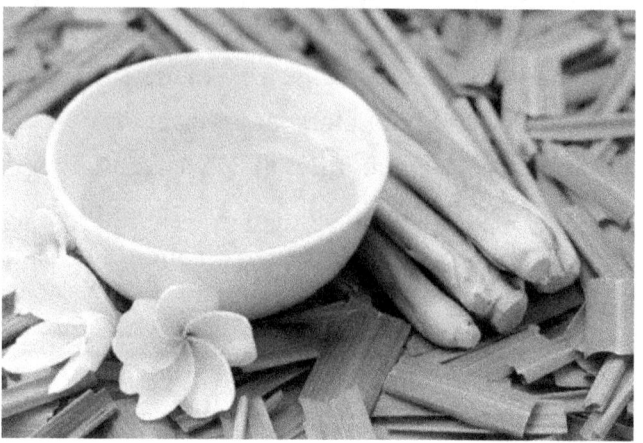

*Fig : Plante et citronnelle citronnelle est efficace comme un insectifuge et insecticide.*

Pour l'huile de citronnelle fait maison, vous devriez mélanger avec transporteur huile pour s'assurer qu'il est sécuritaire pour application sur la peau. D'autres formes dans lequel est utilisée la citronnelle sont les bougies et lanternes. Ces répulsifs volatiles de plantes lorsque évaporée dans des lanternes et bougies gardera loin moustiques et autres insectes nuisibles.

2. **le basilic** s'est avéré présenter des propriétés insecticide bon surtout en tuant les larves de moustiques et comme produit répulsif de moustique. Basilic également dénommé Ocimum basilicum est bien connu comme épice alimentaire et pour ses propriétés aromatiques.

# Le Guide ultime : 40 naturels faits maison d'insectifuges

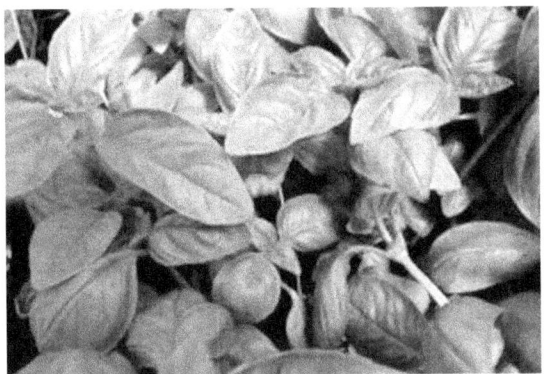

*Fig : Le basilic est un insecticide naturel contre les larves de moustiques*

Basilic peut donc être utilisé pour la lutte contre les parasites et même pour le contrôle de la reproduction des ravageurs cycles, notamment celles qui se reproduisent dans les lacs et étangs d'eau stagnante.

Huile de basilic peut aussi être utilisé pour le contrôle des acariens et devenir santé grand avantage pour les personnes qui souffrent d'allergies.

3. **huile de lavande (Lavandula angustifolia)** est la plus répandue et les plus sûre des huiles essentielles qui peut être utilisés comme produit répulsif d'insecte. Lavande peut servir à comme un onguent de peau pour repousser les moustiques, utilisés en poudre forme dans les placards, armoires et coffres pour empêcher les papillons et autres insectes d'abritent dans ces lieux et comme un atomiseur ou

simplement versé sur une soucoupe pour aider à garder les insectes et les fourmis à l'extérieur.

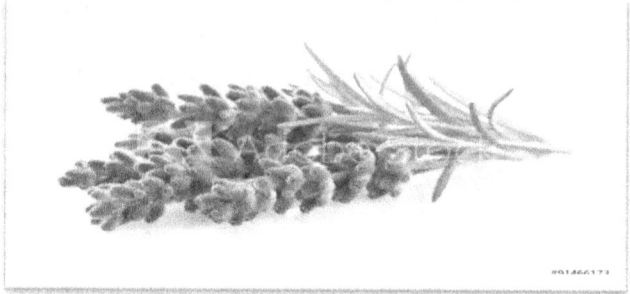

*Fig : Huile de lavande, extrait de fleurs de lavande est un insectifuge*

L'huile de lavande a d'autres usages importants y compris qu'il aide à éliminer les symptômes des allergies. Il peut donc être appliqué sur le site de piqûres d'insectes et piqûres pour réduire les symptômes.

4. **bergamote** possède l'une des huiles préférés d'utiliser à la maison de nettoyage vert et un bon désodorisant pour améliorer l'humeur. Bergamote est préférable d'utiliser comme un insecticide ou un spray répulsif et a une odeur fruitée distincte.

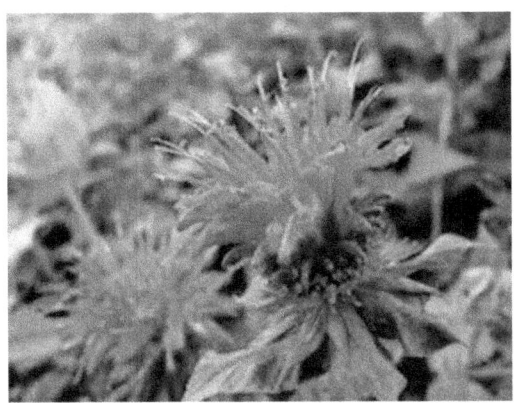

*Fig : Fleur de bergamote ont une odeur fruitée distincte, ce qui convient pour une utilisation comme spray insectifuge*

Prudence est recommandée lors de l'utilisation de bergamote puisqu'il est phototoxique. À l'aide de bergamote alors qu'à l'extérieur au soleil sera la santé en danger. Si utilisé pour usage topique prévenir ou soulager les piqûres et morsures d'insectes, assurez-vous que c'est utilisé dans la nuit, mais jamais au soleil.

5. **thym (Thymus vulgaris)** a été découvert pour être un bon produit répulsif de moustique et un insecticide encore plus efficace contre les mouches

domestiques.

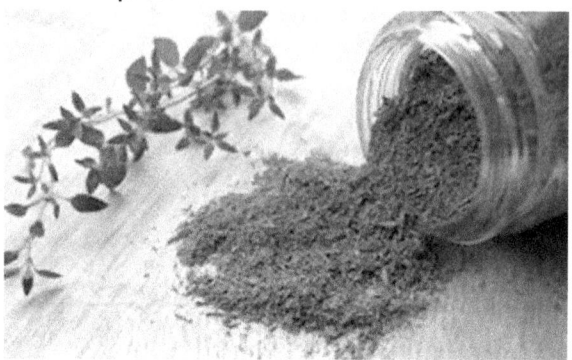

*Fig : Le thym est un insecticide efficace contre les mouches domestiques*

Mouches domestiques peuvent être une grande nuisance surtout pour les personnes vivant à la ferme en raison du fait qu'ils sont abondants et une pestilence persistant.

6. **le pin (Pinus sylvestris)** est une autre des alternatives naturelles au DEET. C'est un bon répulsif contre les moustiques et utilisé comme un atomiseur fera l'odeur de la maison doucement bon tout comme dans la forêt.

L'huile essentielle de pin est facile à préparer économiquement partir d'huile pin en grandes quantités pour des applications commerciales à grande échelle, ce qui lui donne un avantage important sur un grand nombre parmi les autres insectifuges naturels.

Il trouve très utiles comme un spray répulsif à cause de son parfum doux, boisé, avec une nuance de balsamique, qui adoucit comme elle s'évapore.

7. **menthe** poivrée est connue pour ses propriétés curatives telles que la réduction de la toux, nausées et maux de tête, améliorer la digestion et atténuer les problèmes associés les menstruations et la ménopause. Ce que les gens ne savent pas, c'est que la menthe poivrée a des propriétés répulsives insectes.

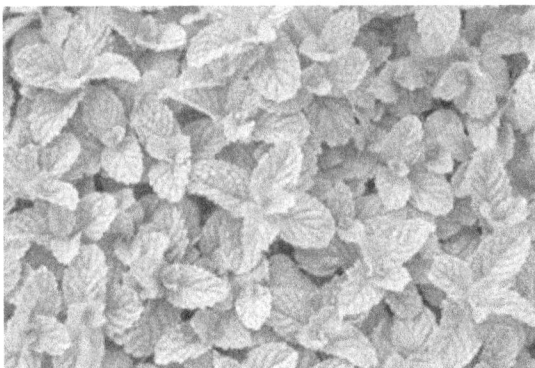

*Fig : Menthe poivrée plantes ont des propriétés insectifuges*

L'arôme propre frais et mentholé dans l'insectifuge de menthe poivrée ne peut être comparée aux insecticides synthétiques et chimiques odeur désagréables.

8. **vétiver** est une plante plus fréquente dans les pays d'Asie centrale comme l'Indonésie. Il est utilisé comme un produit répulsif de moustique naturel.

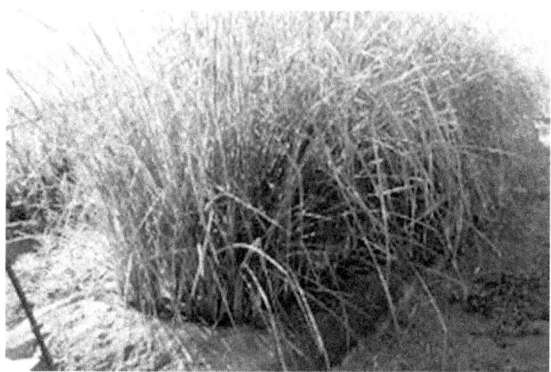

*Fig : Vétiver a des usages multiples, y compris utilisé comme répulsif contre les insectes*

Vétiver a également été utilisé pour la fabrication de savon et des bougies qui sont utilisés comme des répulsifs de moustiques. L'huile de vétiver est également aromatique et crée une ambiance balinaise épicée dans la maison.

9. **eucalyptus** est presque une norme dans la plupart des produits d'entretien écologiques naturels. En outre, eucalyptus a produit répulsif d'insecte et les propriétés insecticide et les propriétés curatives dans le traitement de la grippe, éternuement, rhume des foins et des problèmes respiratoires.

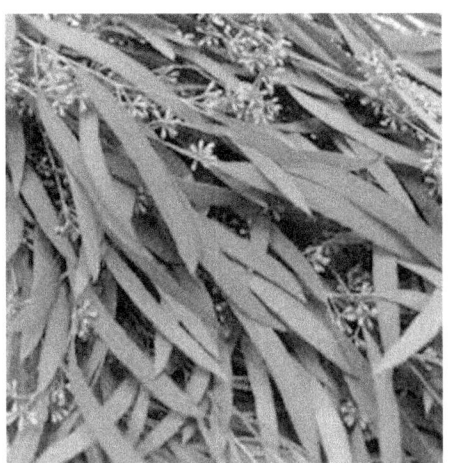

*Fig : L'Eucalyptus est plus efficace contre les phlébotomes*

Des études scientifiques ont indiqué que les huiles essentielles eucalyptus sont plus efficaces contre les phlébotomes que d'autres produits naturels.

10. **citron Eucalyptus** est un arbre originaire de régions au Brésil, Afrique et Australie. Les autres noms de l'arbre sont Corymbia citriodora, le nom botanique ou gomme parfumée de citron. Le répulsif naturel est extraite des feuilles d'eucalyptus citron. Le répulsif a été découvert dans les années 1960 lors des projections massives des plantes utilisées en médecine traditionnelle chinoise.

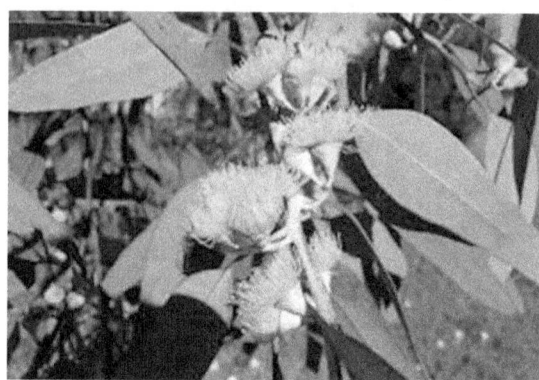

*Fig : L'huile d'eucalyptus citron est un anti-moustique efficace*

L'huile essentielle d'eucalyptus citron s'est avéré contenir 80 % citronellal. Il a d'autres utilisations dans l'industrie cosmétique en raison de son odeur fraîche. Cependant, on a découvert que le distillat de déchets restant après hydro-distillation de l'huile essentielle a été beaucoup plus efficace pour repousser les moustiques que l'huile essentielle de lui-même.

L'huile est une très bonne alternative au DEET, les couramment utilisés dans les insecticides classiques, même recevoir une approbation de l'Organisation mondiale de la santé. Leurs ingrédients actifs ont tendance à être très volatiles, si bien qu'ils soient des répulsifs efficaces pendant une courte période après l'application. Ceux qui aiment l'odeur d'agrumes trouve cette huile essentielle pour être un bon insecticide.

# Le Guide ultime : 40 naturels faits maison d'insectifuges

Huile essentielle d'eucalyptus citron ne doit pas être confondu avec p-menthane-3, 8-diol (PMD), la version synthétique cette essentielle huile qui est utilisée comme répulsif contre les insectes.

11. **le pyrèthre (chrysanthème de Dalmatie)** est un insecticide bien connu et peut être utilisé sous forme de concentré ou de la poussière.

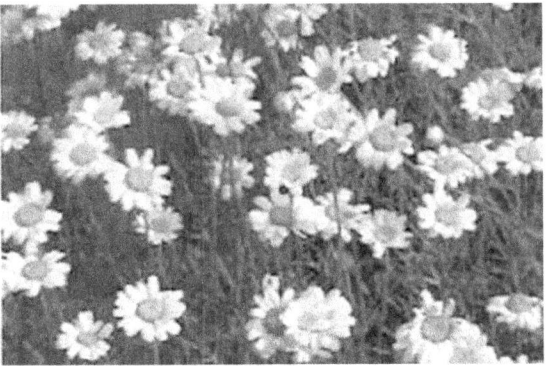

*Fig : Un pyrèthre champ de l'insecticide commercialement cultivée*

L'ingrédient actif dans l'insecticide naturel appelé pyréthrine attaques du système nerveux central de l'insecte. Il peut également être utilisé en petites quantités comme produit répulsif d'insecte.

12. **bois de santal** est souvent un produit très en demande. Il est très cher et est recherché pour sa capacité à traiter l'asthme, l'insomnie, bronchite, toux, stress, infections pulmonaires, irritabilité et la tension nerveuse.

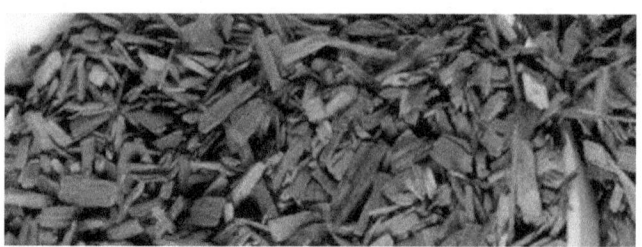

*Fig : Bois de santal récoltés avant il est disposé dans un insecticide*

Au-delà de tous ces usages, bois de santal est un insectifuge. Huile de santal a des propriétés aromatiques depuis longtemps et a été utilisée comme un aphrodisiaque efficace.

13. **bois de cèdre** est aussi bon que santal huile mais c'est plus accessible et moins coûteux.

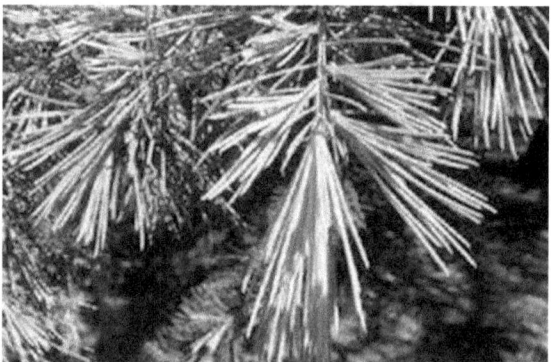

*Fig : Fournissent des feuilles de bois de cèdre l'huile essentielle aux propriétés insectifuges*

L'huile est un bon insectifuge qui modifie le fonctionnement des systèmes olfactifs insectes. Les insectes ne sont donc pas capables de flairer leurs proies ; C'est pour dégager une odeur humaine et procéder au mordent et sucent le sang.

14. **Australian Tea Tree (Melaleuca alternifolia)** est un arbre étonnant dès étant une puissance de nettoyage verte aux propriétés comme étant anti-parasitaires.

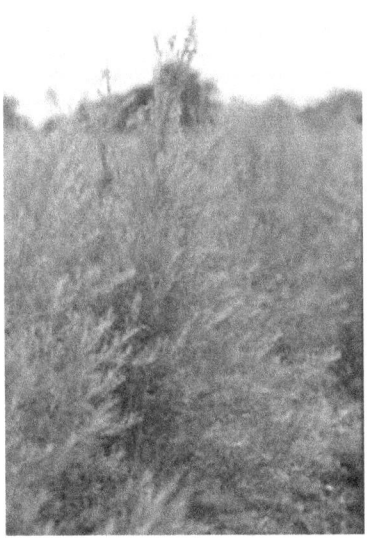

*Fig : Arbre à thé australien est efficace contre un large éventail d'insectes ravageurs*

L'huile essentielle de l'arbre à thé peut agir comme un coupe-faim de croissance ainsi que la Loi comme insecticide contre les puces, les sangsues, les poux et les tiques. Les huiles peuvent être utilisées sous forme de pulvérisation ou pour application topique pour éloigner les parasites.

L'arbre à thé australien a des propriétés apaisantes et anti-allergiques et peut être utilisé pour traiter l'irritation causée par les piqûres d'insectes ou des piqûres.

15. vanilline extrait extrait de **gousses de vanille** mélangé à l'huile d'olive peut être utilisé comme répulsif contre les insectes. Communément, vanilline est mises à profit dans les parfums et fragrances pour les faire durer plus longtemps, en plus de donner de l'odeur de vanille distincte. La vanilline n'est pas hautement volatile comme les autres huiles essentielles communes.

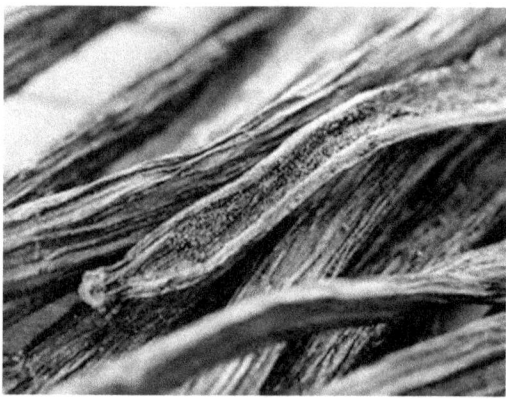

*Fig ; Gousses de vanille contiennent la vanilline, l'insectifuge*

L'ajout de la vanilline à une huile essentielle selon répulsifs contribue à réduire la volatilité et de rendre le répulsif naturel durent plus longtemps.

Vanilla planifolia est l'espèce de plante de vanille qui a la plus forte concentration de vanilline. Vanille mexicaine est plus cher mais il n'y a vanille de qualité de Madagascar dénommé vanille Bourbon disponible à un prix raisonnable.

16. **huile Cataire (Nepeta parnassica)** a démontré par des recherches d'être dix fois plus efficace que le DEET comme insecticide. Huile de cataire est membre de la famille des menthes et est efficace comme un produit répulsif de moustique. Il va également sous d'autres noms tels que catnep, catmint, catrup, catwort, pin ou nep et baume de champ.

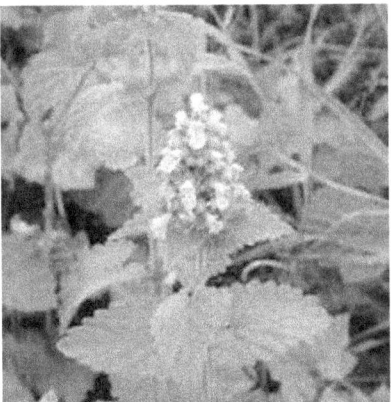

*Fig : Cataire est un insectifuge*

L'huile de cataire est extraite des feuilles par distillation à la vapeur. Il contient népétalactone, un répulsif contre les insectes, notamment moustiques, les blattes et les termites. Recherche qui a été menée indique que l'huile de cataire est dix fois plus efficace que le DEET. On constate effectivement durer de deux à trois heures lorsqu'il est appliqué sur la peau.

17. **neem huile** est extraite de l'arbre Neem indien et est un insecticide naturel. L'huile de neem peut être appliquée par voie topique pour repousser les moustiques. L'huile essentielle n'est pas toxique pour les mammifères et les oiseaux. Les huiles sont toxiques pour les insectes comme les abeilles, les moustiques et les tétranyques.

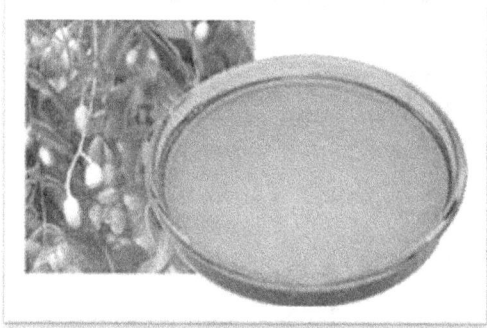

*Fig : L'huile de Neem a de multiples usages comme d'avoir été un insectifuge*

Neem est largement annoncé comme une alternative naturelle au DEET et il a été testée pour la répulsion contre éventail d'insectes d'importance médicale. En raison de la rareté des études fiables, l'huile de Neem est déconseillé comme répulsif efficace pour une utilisation par les voyageurs de zones endémiques de la maladie, bien qu'il peut conférer une protection contre les nuisances se ronger les moustiques.

18. **basilic plante** est le même additif alimentaire sucré utilisé lors de la cuisson. Basil a huiles essentielles ayant des propriétés insectifuges. La plante peut servir entières ou découpées, séchées et broyées. Basilic peut être planté dans des pots placés à côté de la porte ou à l'intérieur de la maison. Basilic peut aussi être coupé et en allant à l'extérieur pour les pique-niques et le camping.

    Le basilic est efficace contre les insectes comme les moustiques, les asperges coléoptères, les fourmis et les mouches.

19. **lemongrass** *(Cymbopogon citratus)* est un insectifuge naturel qui contient de l'huile essentielle, citronellal. Les propriétés repoussant insectes sont très semblables à ceux de la citronnelle. En fait, lemon grass est considéré comme plus efficace comme répulsif contre les insectes que la citronnelle originale.

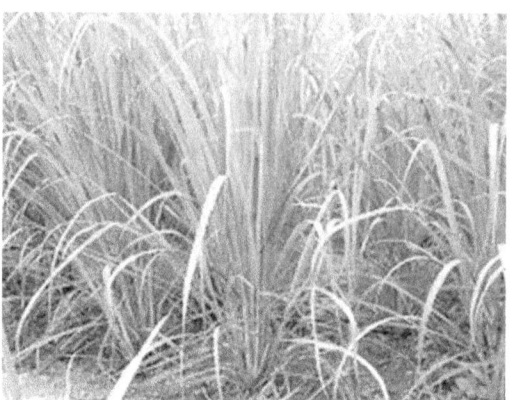

*Fig : Tiges de citronnelle peuvent être utilisés comme insectifuges*

Citronnelle est bien connue pour son calmant et rajeunir les propriétés qui aident les gens à se détendre l'esprit et pour calmer leur stress associés à émotions.

Casser la tige de la touffe de citronnelle et retirez les feuilles extérieures pour trouver la tige d'oignon vert ressemblant à la base. Plier la tige pour presser et frotter entre vos paumes, ce qui en fait en une masse pulpeuse et juteuse. La pulpe peut être appliquée sur la peau exposée. Vous pouvez également faire une teinture à l'aide d'alcool à utiliser dans les vaporisateurs.

20. **le vinaigre** est écologique et propose un vaste choix vraiment incroyable d'applications. Vinaigre est employé couramment dans la cuisine et la préparation de légumes et pour le nettoyage de la maison.

Vinaigre est un herbicide et possède également des propriétés insecticides contre les fourmis. Le vinaigre est également miscible avec de nombreuses autres huiles essentielles utilisés pour garder les insectes à l'extérieur.

21. **le concombre** est un bon insecticide contre les fourmis. Vous pouvez laisser les pelures de concombre sur les surfaces où les fourmis fréquentent pour les éloigner.

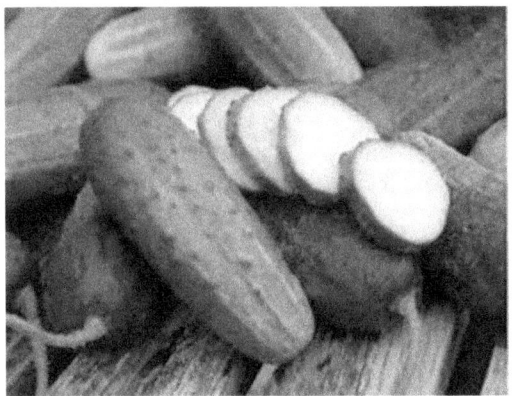

*Fig : Concombre est efficace contre les*

Pour une combinaison plus intense, éplucher le concombre puis l'écraser et mettez-les où les fourmis sont perçus.

22. **les feuilles de Laurier** sont efficaces contre les cafards. Les feuilles de Laurier peut être écrasés et placés dans des zones qui sont infestées de cafards.

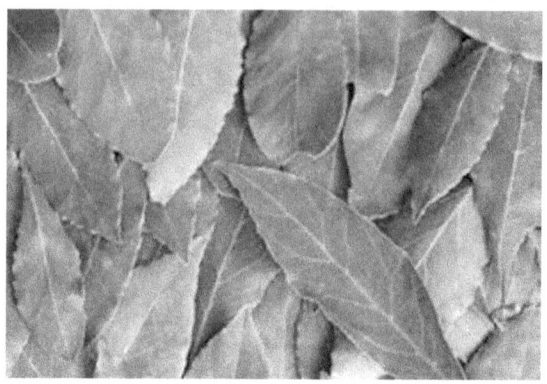

*Fig : feuilles de Laurier sont un cafard répulsif*

Les cafards n'aiment pas l'odeur des feuilles et tenir loin d'eux. Feuilles de Laurier ne sont pas un achat insecticide répulsif qui pousserait les cafards de la maison.

Une astuce utile pour exploiter l'insecte repoussant les propriétés des feuilles de Laurier est d'enregistrer les feuilles à l'intérieur des armoires et placards à garder charançons loin de votre farine et la semoule de maïs et d'autres produits de l'armoire et aussi pour dissuader les fourmis et argentés.

23. **l'ail** est encore un autre insecticide naturel efficace et insectifuge. L'ail est efficace contre un large éventail d'insectes parasites des coléoptères de pommes de terre aux moustiques.

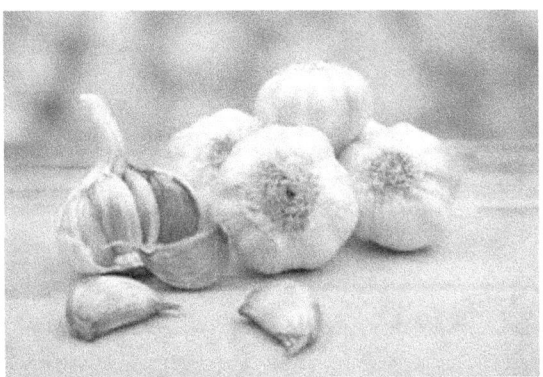

*Fig : L'ail mélangé à l'eau est un insectifuge*

L'ail est broyé et mélangé avec de l'eau à appliquer aux zones où les insectes habitent ou accéder à la maison. Par ailleurs, bandes de tissu de coton trempé dans la préparation d'ail peuvent être accrochés dans les zones d'agir comme un répulsif. L'ail peut donc être utilisé partout dans la maison. L'application fréquente est nécessaire car au fil du temps (5 à 6 heures), les préparations aura une odeur moins détectable.

24. **la terre diatomée** est une poudre de talc-like qui est faite de restes fossilisés de phytoplancton marin. Il est presque semblable à la silice pure.

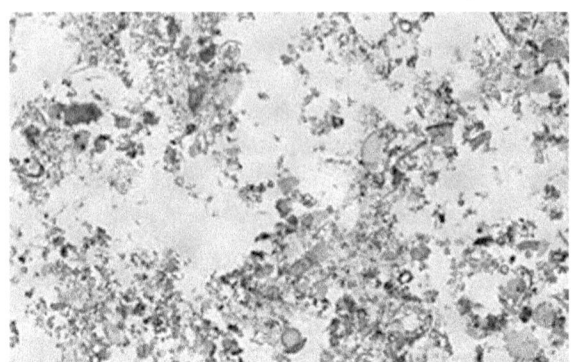

*Fig : Une vue de la terre de diatomées sous le microscope*

La terre de diatomées tue tout insecte qui a un exosquelette. Il est cependant inoffensif pour les mammifères qui peuvent manger sans effets indésirables.

La terre de diatomées est peu coûteuse et efficace en tue beaucoup d'entre les insectes ravageurs. Vous pouvez utiliser un aérosol d'ampoule pour souffler la terre dans les crevasses où les punaises se cachent.

25. **cannelle** n'est pas juste une utilisation topper alimentaire sur les flocons d'avoine et compote de pommes. Études menées à Taïwan indiquent que cannelle huile peut tuer les larves de moustiques et des œufs ainsi que trouver l'utilisation comme un anti-moustique.

# Le Guide ultime : 40 naturels faits maison d'insectifuges

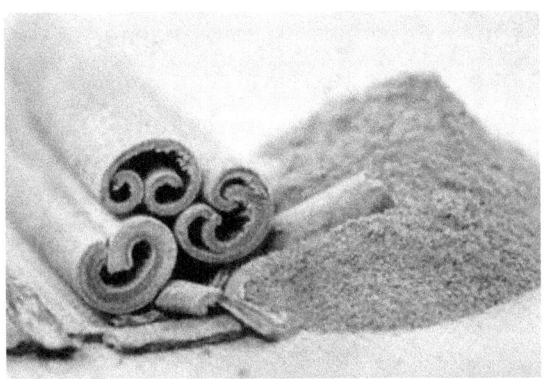

*Fig : Cannelle est insectifuge et insecticide*

Huile de cannelier est plus efficace que DEET selon des études de recherche. Cinnamaldéhyde est le principal constituant dans l'huile de cannelier et est utilisé dans le monde entier comme agent additif et aromatisant alimentaire. Écorce d'huile de l'arbre de Cinnamomum cassia est la source la plus courante du cinnamaldéhyde. C'est un insecticide efficace et sans danger. Scientifiques a mis en garde que des concentrations élevées d'huile de cannelle appliquée sur la peau entraîne une irritation.

26. **Cadaga Tree** *(Eucalyptus torelliana)* est un bon chasse-moustique qui peut être planté dans les zones où il y a infestation de moustiques rampante. L'arbre sera donc agir comme une barrière naturelle aux moustiques.

27. **poivre de Cayenne** peut servir à fabriquer un spray au poivre organiques, un insecticide naturel avec un facteur de sécurité élevé. L'utilisation de poivre de

cayenne devrait s'accompagner de lutte antiparasitaire intégrée.

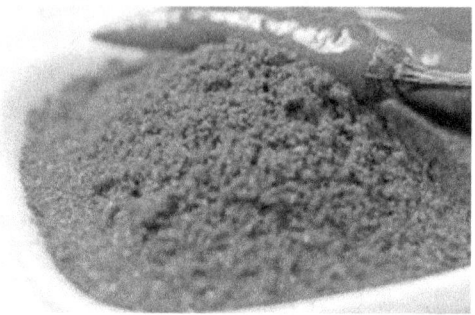

*Fig : poivre de Cayenne contient capsaïcine détruit les membranes insectes*

La capsaïcine, le composé actif biochimique, est un insecticide utilisé pour repousser et tuer les insectes. La capsaïcine est le composé qui donne les poivrons un goût chaud, apprécié par les êtres humains. La capsaïcine tue les insectes en détruisant les membranes et perturbation métabolique.

28. **le soja a été** découvert pour biens produit répulsif de moustique. Une étude de l'Université de Floride a montré que les produits à base de soja fournissent plus longue activité répulsif moustique durable que les produits à base de citronnelle. Huile de soja peut faire plus puissant en le mélangeant avec d'autres huiles essentielles comme l'huile de citronnelle.

29. **huile de coco** peut servir comme un moustique naturel répulsif.

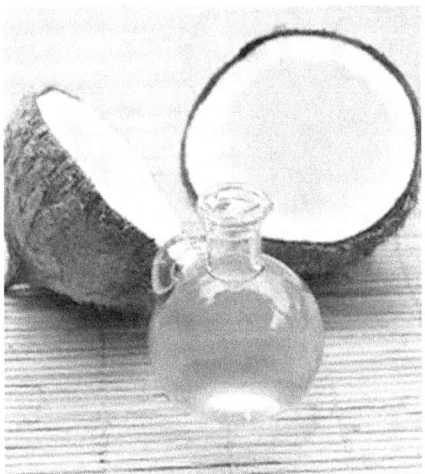

*Fig : huile de coco*

L'huile de coco peut être rendue plus efficace en ajoutant des huiles essentielles qui sont des insectifuges naturels. Huile de coco peut être mélangé avec la citronnelle, citronnelle et herbe à chat pour une meilleure performance comme un insectifuge.

30. **Rosemary** est surtout connu comme une épice utilisée pour aromatiser les poissons et agneau. Ce que les gens ne savent pas, c'est que le romarin est un insectifuge naturel. Feuilles de romarin peuvent être broyé en une fine poussière qui peut utilisée pour se débarrasser des puces sur les animaux et dans la maison. La plante elle-même est un anti-moustique et peut être plantée dans le jardin pour fournir des brins pour repousser les moustiques.

31. **gousse** fleurs sont récoltées de la plante de clou de girofle *(Syzygium aromaticum)*.

# Le Guide ultime : 40 naturels faits maison d'insectifuges

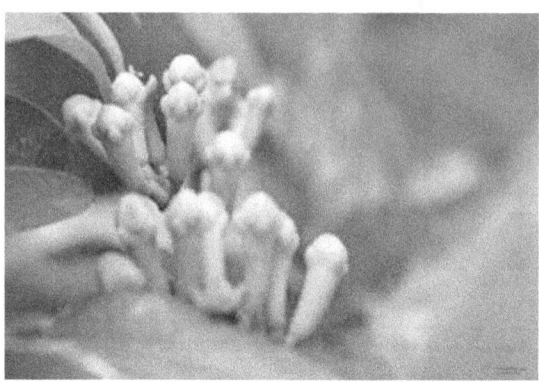

*Fig : Fleurs de clou de girofle ont des propriétés repoussant insectes*

Voici les boutons floraux habituellement secs qui sont utilisés comme épice avec une odeur piquante caractéristique et une forme en forme de clou. Le clou de girofle a des propriétés médicinales, est utilisé comme épice et possède des propriétés insectes repoussant. Clous de girofle sont particulièrement efficaces contre les mouches et les moustiques.

32. **les soucis** sont peut-être les plantes le plus connus qui peuvent être utilisés pour repousser les insectes. Les soucis sont une plante annuelle robuste et lumineuse qui contient la pyréthrine, un insecticide naturel et insectifuge.

# Le Guide ultime : 40 naturels faits maison d'insectifuges

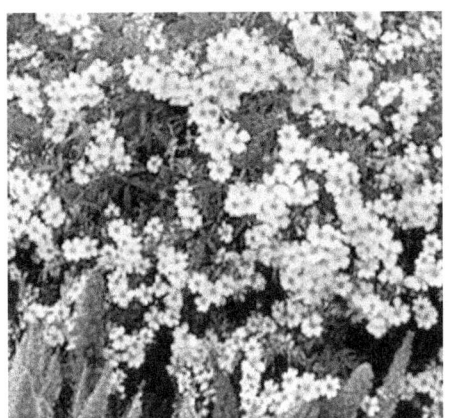

*Fig : Soucis mexicains sont bien connus d'insectifuges*

Les soucis mexicains sont le plus puissant pour les insectes. Une autre espèce de souci qui est efficace contre les insectes est les soucis Français. Ces soucis peuvent être plantés dans le jardin pour être utilisés pour former une barrière naturelle d'insectes autour de la maison. Ils serviront également un but esthétique, puisqu'ils ont des fleurs colorées

33. **géranium** également dénommé le géranium est une belle plante avec des feuilles pointues qui sert un insectifuge. Géraniol est l'ingrédient actif qui peut être extraite de l'huile de géranium et offre un insectifuge naturel.

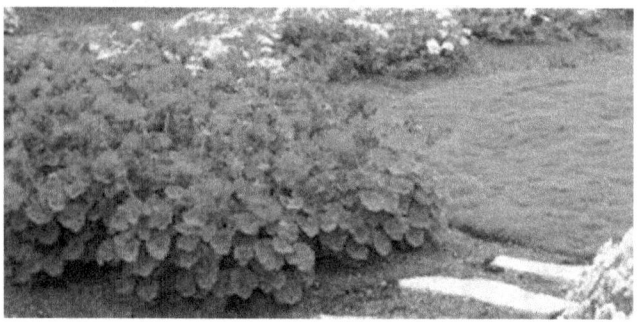

*Fig : Géranium peut être planté comme une barrière aux insectes*

Le Journal of Agricultural and Food Chemistry rapporte que ce géranium est une tique extrêmement puissante répulsive. Géranium est puissant contre d'autres insectes comme les moustiques, puces, moustiques, cafards et mouches. Il devrait être appliqué en petites taches autour de la maison car l'odeur peut être écrasante.

La plante peut être plantée dans la maison, dans le porche et même dans le jardin d'exploiter sa beauté mais aussi son insecte repoussant les propriétés.

34. **patchouli** est une autre source d'huile essentielle efficace contre un large éventail d'insectes comme les tiques, mites, puces, lépismes argentés, punaises et les moustiques. Patchouli a été utilisé pendant des siècles comme un naturel insectifuge avec un haut niveau d'efficacité.

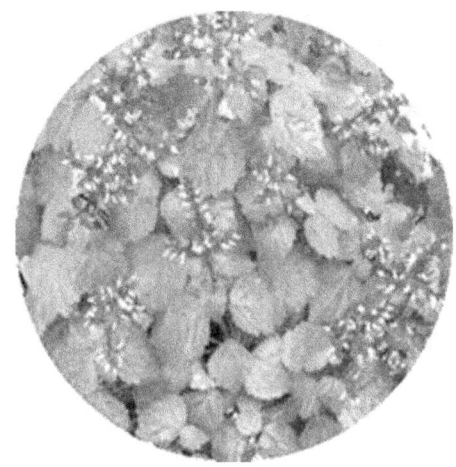

*Fig : Patchouli peut être brûlé comme encens ou utilisé comme vaporisateur pour repousser les insectes*

C'est un chasse-moustiques de plus durables par rapport aux autres répulsifs naturels donc il ne nécessite pas de fréquente réapplication. Brûlant de l'encens de patchouli et de l'huile de patchouli dans un vaporisateur existe d'autres moyens de l'utiliser pour repousser les insectes.

35. **Clovite**, un supplément vitaminique utilisé pour les chevaux, est un célèbre insecticide naturel efficace contre les cafards.

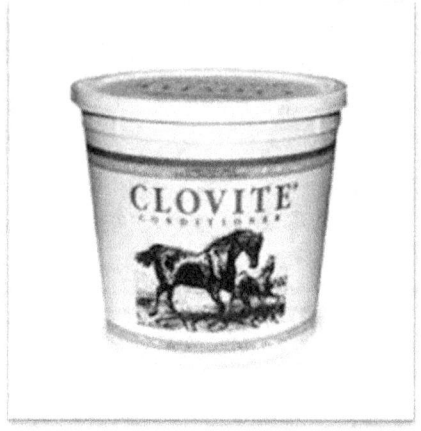

*Fig : Clovite, le supplément de vitamine de cheval, est aimé de cafards*

Le supplément de clovite est placé dans un couvercle de bocal et mettre dans un endroit où les cafards ont été observées. Les cafards aiment manger clovite et seront attirés par le couvercle du bocal. Il est important de garder clovite hors de portée des enfants et des autres animaux.

36. **le borax** est un produit de faible toxicité qui est efficace contre les cafards. Le borax peut être placé sur un couvercle de bocal et placé dans des zones d'infestation blatte. Le borax peut être saupoudré à l'arrière des armoires pour se débarrasser des insectes nuisibles.

    Le borax est un insecticide qui fonctionne en érodant la couche cireuse sur la peau de l'insecte, qui le conduit à se déshydratent et meurent, et en endommageant le système digestif et endommager le squelette externe. Habituellement, la poudre de borax est utilisée avec appâts comme le mélanger avec le sucre, miel, gelée, beurre d'arachide ou un autre matériau savoureux pour attirer les insectes ravageurs. Les guêpes sont attirés par l'acide borique-lacées viandes et vont mourir dans les prochains jours de consommer.

37. **Pouliot** est une adorable fleur qui est un moyen de dissuasion naturelle pour les moustiques. Huile essentielle de menthe Pouliot est un insectifuge efficace qui va se débarrasser des tiques, moustiques et autres mordre et piquer les ravageurs. Les feuilles de menthe séchée peuvent être placés dans la zone de maison/cage ou de la literie de l'animal à se débarrasser des puces.

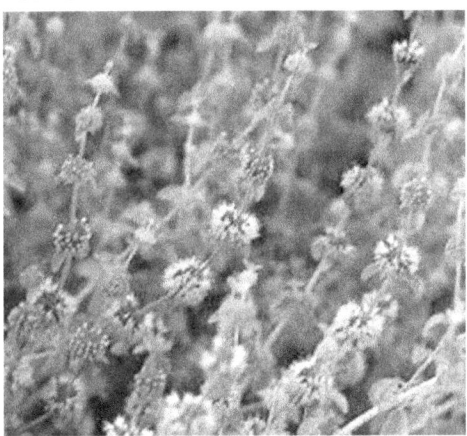

*Fig : La menthe Pouliot fleur*

Ils sont un bon ajout à votre parterre en raison de leur plumage attrayant et pour faire un bon couvre-sol. La plante agit comme une barrière naturelle à la maison en plus utilisé comme répulsif.

38. **comptonie voyageuse** *(Comptonia Faucon)* a de multiples usages. L'un des plus connus est celui d'être un insectifuge naturel. La comptonie voyageuse est mieux utilisé à l'extérieur pour combattre les insectes nuisibles tels que les moustiques.

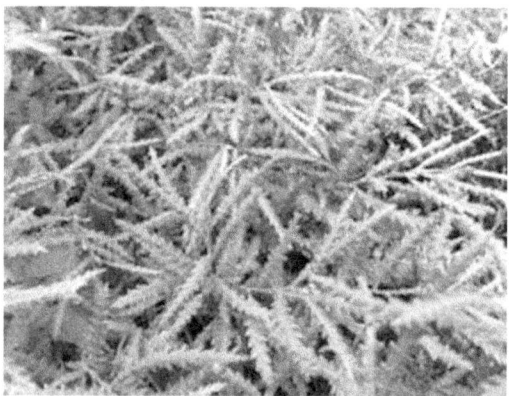

*Fig : comptonie voyageuse est un répulsif insectes qui peuvent être à l'extérieur*

La comptonie voyageuse est brûlé pour éloigner les insectes loin une aire de pique-nique, un camp et même le feu de camp piqueurs. L'huile essentielle peut être évincé et utilisé en pulvérisation dans la maison pour se débarrasser des moustiques.

39. **Bee Balm** (Monarda ou Horsemint) est une plante magnifique qui est effectivement utilisée comme un anti-moustique. Les huiles essentielles peuvent être

évincés par s'écraser les feuilles de la baume de l'abeille. Ces huiles dégagent une forte odeur d'encens-like qui confond les moustiques en masquant l'odeur corporelle. Un jardin florissant de bee balm agit comme une barrière pour repousser les moustiques d'entrer dans la maison.

40. **Semoule** de maïs est souvent utilisé comme un aliment pour la consommation humaine. Semoule de maïs est efficace contre les fourmis et les termites.

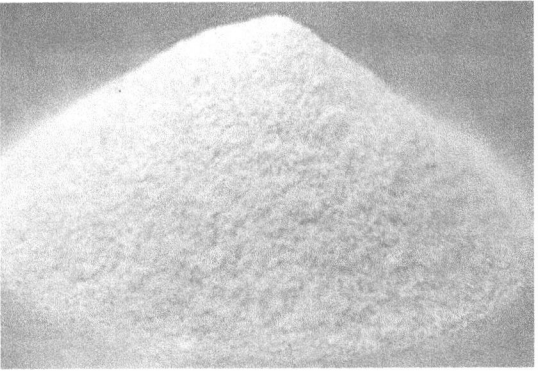

*Fig : Semoule de maïs est un insecticide sans danger et efficace contre les fourmis*

Verser de petites quantités de farine de maïs où sont visibles les fourmis. Les fourmis vont manger et même le ranger. Toutefois, les fourmis sont incapables de digérer la semoule de maïs et mourront en conséquence. La semoule de maïs est naturel et sans danger, même dans les maisons où il y a des enfants et des animaux.

**Répulsif naturel de bonus**

En prime, bicarbonate de soude mélangé à parts égales avec est un tueur de cafards bon et naturel. Le mélange peut être distribué dans les zones où les blattes sont vus se débarrasser des blattes.

# Chapitre trois :

# Solutions préventives pour votre peau

Un bon nombre de personnes souffre d'une peau sensible qui peut occasionner des problèmes une fois qu'il entre en contact avec les insectifuges naturels. Peau sensible souvent obtenir irritée, deviendra squameuse et vire au rouge même avec le moindre contact avec les huiles essentielles, en plus d'être sensibles à d'autres éléments tels que les cosmétiques. Rien n'est plus exaspérant qu'une démangeaison persistante.

Les maison insectifuges naturels peuvent déclencher une réaction allergique à entrer en contact avec la peau. Personnes ayant une peau hypersensible courent le risque le plus élevé de réactions allergiques lorsque leur peau entre en contact avec les huiles essentielles ou autres produits mélangés avec des huiles essentielles pour faire un insectifuge. Autres facteurs peuvent également jouer un rôle dans le déclenchement et exacerber les réactions allergiques telles que l'exposition au soleil et à l'alcool utilisé comme diluant ou transporteur dans la maison un insectifuge.

# Le Guide ultime : 40 naturels faits maison d'insectifuges

Personnes ayant la peau sensible sont conseillés d'essayer de savoir quels produits pourraient poser des problèmes à leur peau. Tout d'abord, nous allons avoir un regard sur les symptômes courants de la peau sensible :

- Des taches rugueuses et squameuses sur la peau
- Une peau tendue et démangeaison
- Petites bosses rouges sur la peau ou de l'urticaire.
- Poches
- Éruption de chaleur
- Brûlures et picotements
- Flushing qui peut s'accompagner de boutons rouges
- Rougeur autour des yeux

Avoir une meilleure compréhension des causes des peaux sensibles et les facteurs qui peuvent aggraver l'il contribuera à réduire l'impact et de réduire les occurrences des allergies de la peau.

Substances provoquant des allergies de la peau sont faciles à identifier à l'aide d'un test cutané. Il est important de déterminer la cause exacte qui rend le corps à réagir de façon invalidante. Le test cutané permettra d'identifier les allergènes qui déclenchent des réactions allergiques.

Le test cutané peuvent être transporté dans une des deux façons suivantes :

A. les Tests cutanés épidermique

# Le Guide ultime : 40 naturels faits maison d'insectifuges

La couche la plus superficielle de la peau est appelée l'épiderme. C'est la couche de peau que nous voyons tous et qui nous protège des facteurs externes. C'est aussi la couche qui vient en contact direct avec la maison insectifuge.

Le test cutané épidermique est appelé simplement le Patch-Test. L'essai est effectué par trempe un patch de l'allergène soupçonné (huile essentielle) et attachant à la peau ou simplement placer l'allergène soupçonné sur la peau en maintenant en place. Le patch est laissé en place pendant une durée appropriée avant retirés afin d'observer les symptômes d'une réaction allergique sur la peau.

### B. les Tests cutanés percutanée

Le test cutané percutané est le deuxième type de test cutané mais impliquera les couches profondes de la peau. Vous devrez obtenir sous l'épiderme.

Ce test nécessite que l'allergène (huile essentielle) est introduit directement dans la peau en piquant ou en grattant. Un petit moment est autorisé avant de vérifier pour toute réaction. La queue ne doit pas être profond afin de provoquer des saignements, il devrait être tout simplement insuffisante pour gratter de l'épiderme et exposer la couche sous-jacente de la peau.

Résultats

# Le Guide ultime : 40 naturels faits maison d'insectifuges

Les résultats de ces tests cutanés sont presque immédiates et par conséquent une personne obtiendra de savoir si la maison insectifuge va déclencher une allergie. L'autre avantage est que le test peut être essayé avec des quantités infimes de l'insectifuge pour vérifier la réaction allergique alors qu'à la maison. La procédure est entièrement libre de la douleur à l'exception d'un inconfort pour les personnes avec une peau hypersensible.

En conclusion, il est important de tenir compte des conseils suivants pour protéger la peau

A. ne jamais utiliser concentrés huiles essentielles pures et sur votre peau ; toujours utiliser une dilution. En règle générale, pour les applications de la peau, utilisez pas plus d'une concentration d'huile essentielle de 5 %.

B. tester votre répulsif sur une petite surface de la peau pendant 24 heures pour voir si il provoque toute sorte d'irritation à cause des allergies de la peau ou d'hypersensibilité aux huiles.

C. ne pas utiliser sur des enfants âgés de moins de 3 ans ou un enfant qui peut frotter les yeux ou se lécher la peau qui a été traitée. Utilisez avec parcimonie anti-moustique naturel sur les jeunes enfants. Vérifiez avec votre médecin de famille avant d'utiliser.

D. Utilisez vos mains pour appliquer l'insectifuge sur votre visage, garder loin de vos yeux, narines et la bouche. Éviter il entrer dans n'importe quel plaies ouvertes, des plaies ou des coupures. Se laver les mains avec l'eau et du savon après l'application.

E. faire un patch test sur les vêtements pour voir si il les taches. Si vous laissez l'huile de soja, il aura un moindre risque de taches. Vous pourriez toujours faire un mix de mettre sur les vêtements (sans soja ou huile de coco) et une bouteille séparée d'application pour la peau (avec le soja ou l'huile de coco).

Evitez de F. obtention de l'insectifuge sur cuir, de vinyle ou d'autres tissus similaires ; l'huile essentielle peut tacher de façon permanente leur.

# Chapitre quatre :

## Plans de prévention éviter les parasites dans votre maison et jardin

Les problèmes de lutte antiparasitaire dans la maison aura commencé de l'extérieur où les parasites se reproduisent ou ont mis en place une maison. Habituellement, les parasites vont envahir la maison recherche de nourriture, eau et abri.

Il y a un certain nombre de mesures qui peuvent être prises pour arrêter les problèmes de ravageurs de début même. Ce qui suit est des actions qui peuvent être prises pour aider à prévenir les parasites ne s'introduise dans la maison.

# Le Guide ultime : 40 naturels faits maison d'insectifuges

- Nettoyez régulièrement les surfaces et les compteurs dans la maison pour garder les parasites loin. Balayer et nettoyer les planchers de la maison, garder la vaisselle propre, claire et nettoyer les comptoirs de cuisine et sécher la salle de bain. Matériau de déchets alimentaires est un grand attractif pour les insectes comme les mouches, les cafards et les fourmis.
- Sceller complètement les fissures et les crevasses dans les régions où les services publics entrent dans la maison et les moulures qui entourent les fenêtres et portes extérieurs. Point de fissures aussi petits qu'un centimètre de large peut être une entrée pour les insectes.
- Si vous utilisez du bois de chauffage pour le chauffage, empilez le bois sur le sol dans une zone loin de la maison. Ne gardez pas de bois de chauffage près des murs extérieurs de la maison ou sous la maison. Insectes nuisibles ont tendance à se cacher dans le bois pour chercher un abri ainsi que de matériel de cuisine.
- Garder les armoires et autres aires de stockage libres des déversements et nettoyez toujours pour éloigner les insectes loin.
- Sécher les serpillières et chiffons pour éviter d'attirer les nuisibles en raison de l'humidité qu'ils contiennent.
- Avez des voyants situés directement au-dessus des portes de l'entrée à la maison. Les feux doivent être placés dans des zones loin de la porte pour s'assurer que les insectes sont moins susceptibles de voler dans quand les portes sont ouvertes.

# Le Guide ultime : 40 naturels faits maison d'insectifuges

- Sèche et sceau identifié fissures et crevasses dans la Fondation où les insectes sont retrouvent et peuvent pénétrer dans la maison.
- Effectuer des contrôles réguliers des étages sous-sol et exposés des surfaces en bois dans le sous-sol pour l'humidité qui peut attirer les parasites.
- Conserver les éléments alimentaires comme le pain, les céréales et les biscuits dans des contenants hermétiques pour éviter les insectes de pénétrer dans les aliments.
- Réparation de fuites, puits et tuyaux autour de la maison afin d'éliminer l'humidité dans et autour de la maison.
- Vidanger toute eau stagnante dans le jardin ou autour de la maison. L'eau agit comme un motif de saignement de ravageurs tels que les moustiques. Pour la piscine, une fontaine est préférable pour garder l'eau qui circule pour éviter de créer un saignement spot.
- Vide Nettoyez régulièrement les meubles dans la maison et les tapis si vous avez des animaux domestiques (chiens et chats) qui peuvent ramasser les parasites tels que puces quand à l'extérieur et les amener dans la maison.
- Enlevez les bols pour animaux de compagnie et nettoyer après que vos animaux ont été nourris pour empêcher les parasites d'étant attirés par les restes d'aliments ou d'eau.
- N'attendez pas le lendemain pour jeter les aliments que vous avez aimé aujourd'hui.
- Gardez les déchets ménagers dans un récipient hermétique (doit avoir un couvercle) qui est placé

dans une zone qui est facile à nettoyer. Élimination des déchets est un aspect très important de prévention insecte.

- Planter vos légumes et autres plantes de jardin dans une zone détachée de la maison, car ils peuvent agir comme des saignements au sol pour les insectes nuisibles. Par ailleurs, insecte repoussant de plantes près de la maison pour servir un double objectif de l'esthétique et comme une barrière aux insectes.
- Claire contre les mauvaises herbes et arbustes dans le jardin et en particulier ceux qui sont près de la maison.
- Installer un couvercle d'écran microperforé sur les drains découverts à garder à l'extérieur contre les insectes nuisibles.
- Vérifier régulièrement la toiture et les murs pour déceler tout signe de décomposition ou de quoi que ce soit qui pourrait devenir un potentiel maison pour les organismes nuisibles
- Évitez les paillis d'entrer en contact direct avec la Fondation de la maison.
- Vous pouvez avoir des insectes utiles comme les coccinelles et jouant mantis introduit dans votre jardin parasitent d'autres insectes qui sont une nuisance.
- Évitez de stocker le matériel sous un plancher suspendu afin d'éviter les parasites d'un saignement il.
- L'utilisation des pièges dans le jardin pour attraper l'insecte ravageur avant d'entrer dans la maison.

- Ecartement et rotation des cultures dans le jardin pour s'assurer que les insectes nuisibles qui sont spécifiques à une culture sont éliminés.
- Enfin, plantes insectifuge comme cataire, oeillets d'Inde et citronnelle autour de la maison pour garder les insectes de pénétrer dans la maison.

## Chapitre cinq :

## Conseils et stratégies pour garder votre maison Pest gratuit

Insectes nuisibles posent un grand danger pour la santé de votre famille et à votre propriété. Autres insectes nuisibles sont juste une gêne. Les insectes portent transportant des bactéries, les protozoaires et les virus qui peuvent s'avérer mortelles pour les personnes âgées et les jeunes enfants.

L'élimination de la menace des parasites doit tenter d'atteindre les causes plutôt traiter les symptômes de l'infestation. Il y a des stratégies que vous pouvez prendre pour protéger la famille ainsi que la propriété.

La maison doit être maintenu propre et sec

La maison doit être fait inhospitalière pour les insectes ravageurs. Il est possible de se débarrasser de la nourriture avariée, eau stagnante et améliorer le niveau d'hygiène. Donjon ordures dans récipient avec couvercle et ceux-ci doivent être vidés régulièrement.

Maintenir votre maison

# Le Guide ultime : 40 naturels faits maison d'insectifuges

Garder votre maison en bon état est important pour un environnement sain et sécuritaire pour votre famille. Il rend également votre maison plus accueillante pour vous et votre famille et moins accueillante pour les parasites !

Scellez toutes les entrées possibles

Fissures, crevasses et les zones endommagées permettra des insectes ravageurs à trouver leur chemin dans la maison. Beaucoup de l'insecte seront vraiment flairer de ces points d'entrée. Il sont faciles à repérer comme zones à travers quel flux de rayons lumineux à travers. Recherchez les lacunes où utilitaires entrer dans la maison, vérifiez pour manque de tuiles et les lacunes entre la Fondation et la maison. Un entretien régulier fonctionne autour de l'aide de la maison pour éloigner les insectes.

Utilisez les stratégies chimiques gratuits

Même avec les meilleurs efforts, certains insectes nuisibles peuvent encore entrer dans la maison. Ceux-ci que vous pouvez traiter à l'aide de pièges comme les pièges à phéromones, pièges à mouches, pièges lumineux et pièges de pot.

Installer des écrans au-dessus des ouvertures et des orifices de ventilation de cheminée

Les ouvertures autour de la maison qui ne peuvent être remplis doivent être recouvertes de spécialiste des écrans ou des évents pour s'assurer que les insectes nuisibles n'entrent pas dans la maison. Ces écrans doit être installés correctement et doivent réparés ou remplacés régulièrement car les insectes nuisibles peuvent accéder à travers les évents de cheminée négligées et les ouvertures.

Désencombrer la maison

Supprimer le désordre autour de la maison et même le fouillis à l'extérieur de la maison. Les éléments qui forment l'image de fond comme les boîtes en carton, bois, sacs en plastique et journaux fournira des cachettes aux insectes ravageurs. Ces éléments devraient être entièrement retirés de la maison ou stockés loin de la maison pour empêcher le saignement et la prolifération d'insectes dans et autour de la maison.

Changer vos lumières

Différents types d'insectes sont naturellement attirés par les lumière. Termites et papillons sont des insectes plus courants trouvés mobbing autour d'une ampoule. Les voyants situés à l'extérieur doivent être remplacés comme bien surtout les entrées aux abords et dans le porche. Le plafond de la zone de porche devrait être peint en bleu la même couleur que le ciel pour tromper les ravageurs et les empêcher de construction des nids.

Éliminer correctement les déchets

Produits alimentaires et des restes de nourriture dans la maison doivent être éliminés de la bonne manière. Pour empêcher des parasites, nettoyer tous les aliments déversés et restes de comptoirs et de la parole. Ces aliments déchets convient dans un bac disposant d'un couvercle. Le bac devrait être stationné dans un endroit loin des entrées de la maison pour éloigner les insectes loin. La litière doit être effacée du foyer alors qu'il doesnot attirent les insectes parasites.

Gardez votre maison au sec

L'humidité et l'eau attirent les insectes à la maison. Un bon exemple de comment garder la maison sera sec à se débarrasser des insectes est le cafard. Les cafards ne survivront pendant une semaine sans eau alors qu'ils peuvent survivre un mois sans nourriture.

L'eau devrait s'écouler d'un évier ou bain de garder ces zones sèches. Lavette de loin les pagaies de l'eau dans la maison et des vadrouilles complètement séchés avant d'être stockée.

Gouttières doivent être installés et réparés à diriger l'eau à l'extérieur de la maison. Prendre soin de fuite tuyaux et appareils pour garder la maison au sec.

Inspecter les choses qui vous apportez pour votre maison

Éléments que vous apportez de l'extérieur de que la maison doit être soigneusement vérifiée pour insectes nuisibles pour s'assurer que vous n'apportez pas leur dans la maison. La liste des questions qui devraient être inspectés comprend des produits d'épicerie et même les animaux domestiques. Ils doivent être soigneusement nettoyés afin de s'assurer que tous les ravageurs sont débarrassés de.

# Conclusion

# Le Guide ultime : 40 naturels faits maison d'insectifuges

Les répulsifs naturels tous ont certaines limites que nous devons savoir pour renforcer leurs propriétés de protection contre les animaux insectes domestiques ordinaires. Nous avons listé les principaux facteurs à mettre en compte lorsque vous utilisez des insectifuges naturels et insectcides.

i. quantité : afin que les répulsifs naturels être efficace, vous auriez besoin de les faire en grande quantité.

II. la commodité et le temps : vous devez également vérifier constamment sur les répulsifs naturels pour s'assurer qu'ils sont toujours en vigueur. La plupart des huiles essentielles protègent seulement pour une durée limitée de temps.

III. efficacité : certaines substances naturelles fonctionnent comme insectifuges mais n'ont pas les capacités de l'insecticide. Apprendre à différencier les huiles essentielles selon leurs propriétés. Les insecticides ne tuent pas les insectes. Ces répulsifs réduisent votre exposition aux insectes nuisibles en masquant votre odeur corporelle.

Une grande majorité des répulsifs naturels contiennent de l'eau au lieu de l'alcool comme la base du transporteur. C'est un grand avantage puisque l'eau est moins volatile et ne s'évapore pas aussi rapidement que l'alcool. L'eau a un minimum d'absorption cutanée ce qui signifie qu'il laisse plus répulsif sur la peau. Produits à base d'eau durera plus longtemps car il est moins nécessaire de réappliquer.

Enfin, les insecticides et les insectifuges naturels sont sûrs à utiliser. Ils aident à contrôler et prévenir les épidémies de maladies transmises par les insectes. Beaucoup d'insectes transportent et répandre des maladies telles que la fièvre du Nil occidental, la maladie de Lyme et la peste bubonique.

www.ingramcontent.com/pod-product-compliance
Lightning Source LLC
Chambersburg PA
CBHW060226290526
45789CB00003B/1438